Jeena J.
John Roshan T.
Adersh G. A.

PROCEDIMENTOS DE ELEVAÇÃO DO SEIO MAXILAR EM IMPLANTOLOGIA

Jeena J.
John Roshan T.
Adersh G. A.

PROCEDIMENTOS DE ELEVAÇÃO DO SEIO MAXILAR EM IMPLANTOLOGIA

ScienciaScripts

Imprint

Cover image: www.ingimage.com

This book is a translation from the original published under ISBN 978-620-7-99511-0.

Publisher:
Sciencia Scripts
is a trademark of
Dodo Books Indian Ocean Ltd. and OmniScriptum S.R.L publishing group

120 High Road, East Finchley, London, N2 9ED, United Kingdom
Str. Armeneasca 28/1, office 1, Chisinau MD-2012, Republic of Moldova, Europe
Printed at: see last page
ISBN: 978-620-8-01555-8

Índice

CAPÍTULO 1

INTRODUÇÃO

Os seios maxilares foram ilustrados e descritos pela primeira vez por Leonardo da Vinci em 1489 e, mais tarde, foram documentados pelo anatomista inglês Nathaniel Highmore em 1651, daí o seu nome "antro de Highmore". O interesse pela patologia do seio maxilar começou a aumentar no século XVII. A trefinação antral para supuração foi a operação mais comum do seio maxilar durante esse período. Uma fístula oro-antral era frequentemente criada pela extração de um molar para drenar o seio maxilar infetado. Mais tarde, a parede anterior do seio maxilar foi aberta através da fossa canina. Caldwell, em 1893, Scanes Spicer, em 1894, e mais tarde Luc, em 1897, fecharam a incisão na fossa canina após uma antrostomia intranasal e a remoção da mucosa infetada. Este procedimento, denominado Caldwell-Luc, continua a ser a operação ao seio maxilar mais utilizada atualmente.

Os implantes dentários tornaram-se uma bênção para a reabilitação oral da maxila posterior edêntula com próteses fixas. A maxila posterior apresenta frequentemente um rebordo alveolar insuficiente com proximidade ao seio maxilar.nus[1]. Quando extraído na maxila posterior, o osso alveolar reabsorve com uma expansão inferior do seio envolvendo a área do rebordo residual. Este processo é conhecido como pneumatização do seio maxilar. O seio pneumatizado com uma parede fina é difícil de gerir durante a colocação de implantes, dando origem à técnica denominada "Procedimento de elevação do seio". A elevação da membrana Schneideriana para aumento do seio maxilar foi apresentada pela primeira vez por Tatum em 1977, utilizando osso autógeno da crista ilíaca. Boyne e James foram os primeiros a publicar um artigo e descreveram esta técnica em 1980[2] . Uma abordagem crestal para a elevação do pavimento do seio com subsequente colocação de implantes foi sugerida pela primeira vez por Tatum em 1986. Summers, em 1994, descreveu mais tarde outra abordagem crestal utilizando osteótomos cónicos com diâmetros crescentes. Boyne foi o pioneiro do procedimento de aumento do seio maxilar, após o qual foram propostos muitos protocolos de aumento indireto do seio maxilar. O avanço seguinte no procedimento de elevação do seio trans-crestal foi a utilização de uma broca trefina para a elevação atraumática do seio introduzida por Cosci e Luccioli[3] . Surgiu o procedimento denominado "cirurgia minimamente invasiva", que causa danos mínimos aos tecidos biológicos no ponto de entrada do instrumento. Tem as vantagens de uma abordagem cirúrgica menos invasiva para o doente, o que permite uma recuperação mais rápida, menos dor pós-operatória e ganhos económicos. Kang e Lee introduziram a elevação da membrana sinusal utilizando o Hatch Reamer com um elevado sucesso[4] . A técnica de elevação da membrana antral com balão (AMBE) é outra técnica minimamente invasiva para elevar a membrana sinusal utilizando um balão insuflável, que foi introduzida por Soltan et al[5] Kfir et al introduziram um método minimamente invasivo de elevação do seio maxilar utilizando um balão expansível para cima, implantado através de uma osteotomia de 3 mm[6] . Em 2001, Vercellotti et al. introduziram o sistema piezoelétrico, uma técnica relativamente recente que simplifica radicalmente a elevação do seio maxilar, eliminando as hipóteses de perfuração do seio[7] . Torrella et al. propuseram a utilização da cirurgia piezoeléctrica para osteotomias laterais, realizadas com uma incisão que preserva o osso[8] . Outra técnica inovadora, descrita por Kher et al. em 2014, avaliou uma técnica simplificada de elevação do seio transalveolar minimamente invasiva utilizando massa de fosfosilicato de cálcio (CPS) para a elevação hidráulica da membrana do seio[9] Pozzi e Moy descreveram um novo procedimento para a elevação do seio utilizando um planeamento guiado por computador e uma abordagem cirúrgica guiada através da utilização de modelos cirúrgicos gerados por CAD/CAM em combinação com osteótomos condensadores de expansão[10] .

Estas técnicas têm sido utilizadas com taxas de sucesso impressionantes com o objetivo de desenvolver estes locais para a colocação de implantes. A elevação e o aumento do seio maxilar proporcionam um resultado previsível de regeneração da estrutura óssea perdida no maxilar posterior.

REFERÊNCIAS

1.Tatum H Jr. Reconstruções com implantes na maxila e no seio maxilar. Dent Clin North Am. 1986 Abr;30(2):207-29

2. Boyne PJ, James RA. Enxerto do pavimento do seio maxilar com medula e osso autógenos. J Oral Surg. 1980 Aug;38(8):613-6

3. Cosci F, Luccioli M. Uma nova técnica de elevação do seio maxilar em conjunto com a colocação de 265 implantes: um estudo retrospetivo de 6 anos. Implant Dent. 2000;9(4):363-8

4. Kang IJ, Lee TK. Avaliação das taxas de sucesso precoce em procedimentos de elevação do seio maxilar utilizando o sistema Hatch Reamer. J Dent Implant Res 2007;26:33-43.

5. Soltan M, Smiler D, Ghostine M, Prasad HS, Rohrer MD. Elevação da membrana antral usando um pós-enxerto: uma abordagem crestal. Gen Dent. 2012 Mar-Abr;60(2):e86-94

6. Kfir E, Kfir V, Eliav E, Kaluski E. Elevação minimamente invasiva da membrana antral com balão: relatório de 36 procedimentos. J Periodontol. 2007 Oct;78(10):2032-5

7. Vercellotti T, De Paoli S, Nevins M. A osteotomia piezoeléctrica da janela óssea e a elevação da membrana sinusal: introdução de uma nova técnica para a simplificação do procedimento de aumento do seio maxilar. Int J Periodontics Restorative Dent. 2001 Dec;21(6):561-7.

8. Torrella F, Pitarch J, Cabanes G, Anitua E. Ostectomia ultra-sónica para a abordagem cirúrgica do seio maxilar: uma nota técnica. Int J Oral Maxillofac Implants. 1998 Set-Out;13(5):697-700

9. Kher U, Ioannou AL, Kumar T, Siormpas K, Mitsias ME, Mazor Z, Kotsakis GA. Uma série de casos clínicos e radiográficos de implantes colocados com a técnica simplificada de elevação da membrana antral minimamente invasiva na maxila posterior. J Craniomaxillofac Surg. 2014 Dec;42(8):1942-7

10. Pozzi A, Moy PK. Levantamento sinusal guiado transcrestal minimamente invasivo (TGSL): um estudo de coorte clínico prospetivo de prova de conceito até 52 meses. Clin Implant Dent Relat Res. 2014 Aug;16(4):582-93.

CAPÍTULO 2

ANATOMIA DO SEIO MAXILAR

Anatomia do seio

O seio maxilar é o maior dos quatro seios bilaterais do crânio. Está localizado no corpo da maxila e é uma estrutura de forma piramidal, tendo como base a parede medial (a parede nasal lateral). A pirâmide tem três processos principais.

(1) o processo alveolar inferiormente (delimitado pelo rebordo alveolar)

(2) o recesso zigomático (delimitado pelo osso zigomático)

(3) o processo infra-orbital apontando superiormente (delimitado pelo assoalho ósseo da órbita e, abaixo dele, pela fossa canina). Os processos alveolar e palatino formam o assoalho do seio maxilar[1] . As dimensões médias do seio maxilar são 36-45 mm de altura, 23-25 mm de largura e 38-45 mm de comprimento (eixo anteroposterior). O volume médio do seio maxilar é de 15 ml.

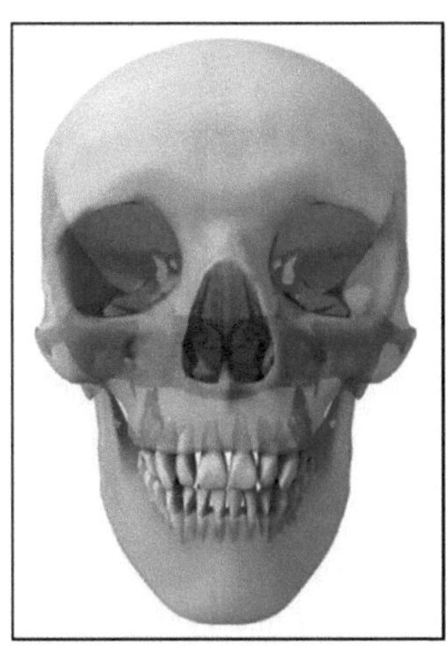

FIG 1:Seio maxilar

Septos maxilares

O seio maxilar pode ser dividido em dois ou mesmo três compartimentos separados por septos ósseos[2] tem origem no pavimento do seio. Mencionado pela primeira vez por Underwood em 1910, referido como septos de Underwood. Com base na sua origem, os septos são subdivididos em septos primários e septos secundários. A formação do septo primário depende do desenvolvimento da maxila e do crescimento dos dentes, enquanto o septo secundário se forma devido à pneumatização do seio maxilar após a perda dos dentes. Normalmente, localiza-se entre a área do segundo pré-molar e do primeiro molar. Podem até mesmo se estender da base até a parede superior do seio, criando dois seios[3] . Existem septos verticais e horizontais classificados em septos curtos, intermédios e longos. A presença de septos na superfície interna da cavidade maxilar é uma causa frequente de perfuração da membrana Schneideriana durante a cirurgia de elevação do seio maxilar e complica a luxação da janela lateral. O diagnóstico tridimensional (3-D) da presença de septos é importante para planear o tamanho, a forma e a posição da antrostomia na elevação do seio maxilar e, posteriormente, para separar a membrana sinusal dos septos.

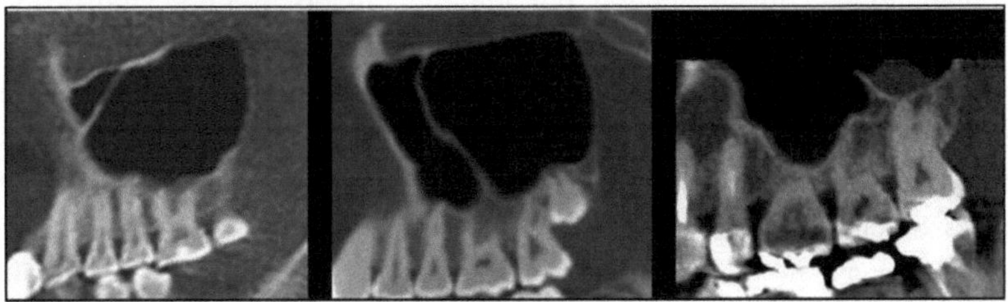

FIG 2:Tipos de septos

Óstio maxilar

O óstio natural está localizado no aspeto superior da parede medial do seio (parede nasal lateral) que se abre para o hiato semilunar da cavidade nasal. O tamanho do óstio pode variar de 1 a 17 mm, sendo a média de 2,4 mm. O óstio é muito mais pequeno do que a abertura óssea real, e a mucosa preenche a maior parte do espaço[4] . A determinação da posição e da integridade do complexo osteomeatal é essencial para o planeamento de procedimentos de elevação do seio maxilar (SFE). As paredes ósseas mesiobucais e mediais são as mais frequentemente envolvidas no SFE. Por vezes, pode ser encontrado um óstio acessório na parede medial.

Quando isso ocorre, ele deve ser identificado antes de qualquer procedimento de elevação do seio maxilar ser realizado, para evitar o descolamento da mucosa até esse ponto.

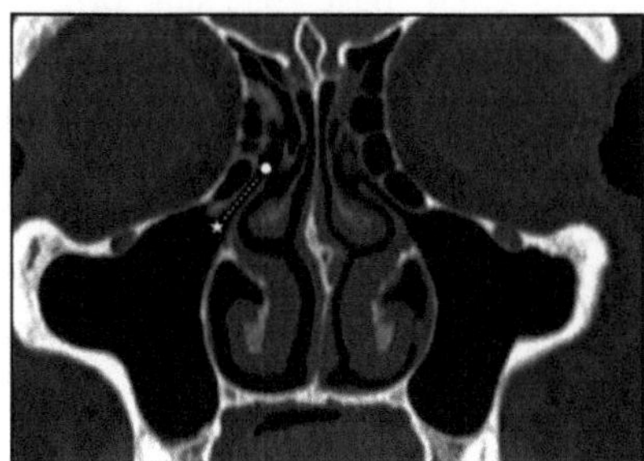

FIG 3:óstio

Membrana Schneideriana

O seio maxilar é revestido por uma membrana denominada membrana Schneideriana, que é coberta por epitélio ciliado pseudo-estratificado colunar respiratório com 100-150 cílios presentes em cada célula colunar, que vibram a 1000 batimentos/minuto. A espessura da membrana é de cerca de 0,13 a 0,5 mm (espessura média de 0,8 mm). A inflamação ou os fenómenos alérgicos podem provocar um espessamento geral ou local. O espessamento da mucosa é a anomalia mais frequentemente observada, ocorrendo em 66,0%. A membrana espessa tem um risco reduzido de perfuração da membrana durante as etapas de reflexão e de osteotomia, enquanto a membrana fina, durante a reflexão, requer cuidado para libertar a membrana em todas as direcções, em vez de proceder numa única direção. A membrana do seio parece ser a principal responsável pela reformação óssea após a elevação do pavimento do seio[5] .

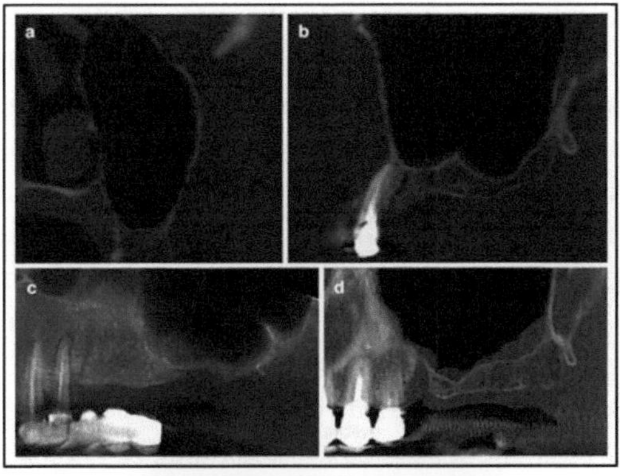
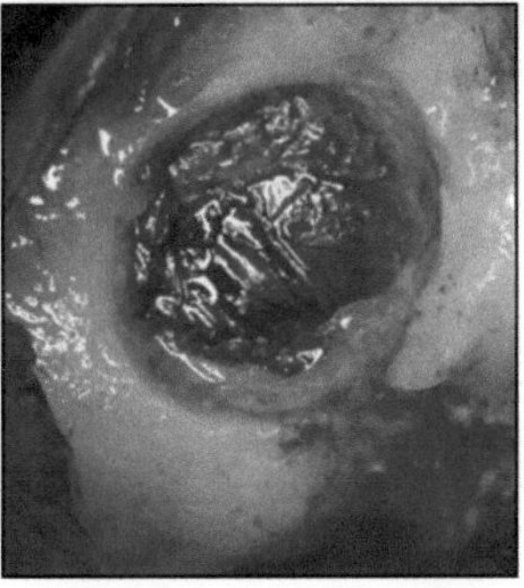

FIG4:Aspeto da membrana schneideriana a)Mucosa normal b)Espessamento plano da mucosa c)Espessamento esférico d)Espessamento irregular FIG 5:Aspeto clínico da membrana

Vascularização

A inervação sensorial do seio maxilar é fornecida pela divisão maxilar do nervo trigémeo (V-2) e pelos seus ramos: o nervo alveolar superior posterior, o nervo alveolar superior anterior, o nervo infra-orbital e o nervo palatino maior. O nervo alveolar superior médio contribui para a inervação secundária da mucosa. O óstio natural recebe sua inervação através do nervo palatino maior, e o infundíbulo é suprido pelo ramo etmoidal anterior do V-1. As membranas mucosas recebem a sua inervação parassimpática pós-ganglionar para a secreção mucosa do nervo petroso maior, um ramo do nervo facial. As fibras secretomotoras originam-se no nervo intermediário, fazem sinapse no gânglio pterigopalatino e são levadas de volta à mucosa do seio juntamente com os ramos sensoriais de V-2[6] . O suprimento sanguíneo para o seio maxilar é feito por ramos da artéria maxilar interna - a artéria orbital infra-orbital, que corre com o nervo infra-orbital no assoalho da órbita, os ramos laterais das artérias esfenopalatina e palatina maior e, no assoalho do seio, as artérias alveolares superiores posterior, média e anterior. Embora a sua presença deva ser identificada para evitar hemorragias durante a cirurgia de enxerto sinusal, hemorragias graves tendem a ser raras, uma vez que as artérias principais não correm dentro da área cirúrgica[7] . Se pequenos vasos localizados na membrana schneideriana exposta forem rompidos, é melhor permitir que a hemostasia ocorra naturalmente. A drenagem venosa corre anteriormente para a veia facial e posteriormente para a veia maxilar, a veia jugular e o sistema do seio dural[8] . A drenagem linfática é realizada através de uma rede de conexões linfáticas sobre o plexo pterigopalatino. Os receptáculos linfáticos primários dos seios paranasais são os gânglios linfáticos cervicais laterais e retrofaríngeos.

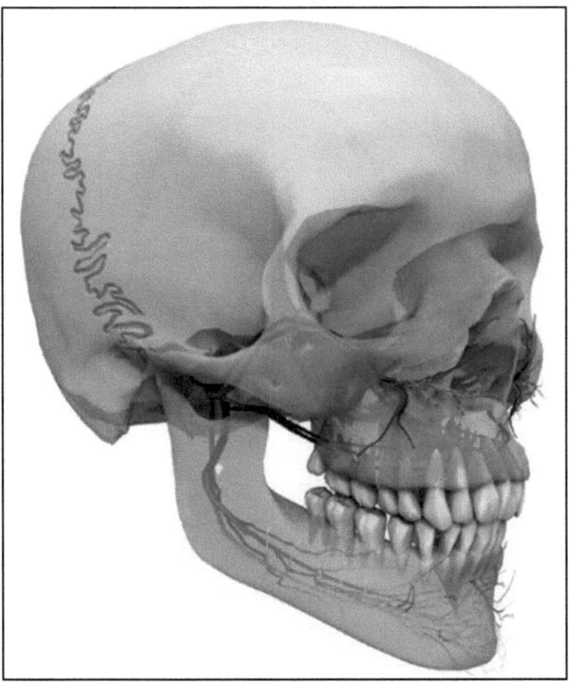

FIG 5:Inervação sensorial e fornecimento vascular do seio maxilar

CLASSIFICAÇÃO DOS SEIOS[9]

1. De acordo com a configuração que envolve o pavimento do seio, as paredes vestibular e palatina e o seio são classificados nos seguintes tipos

Tipo A = cónico estreito

Tipo B = cónico

Tipo C = ovoide

Tipo D = quadrado

Tipo E = irregular

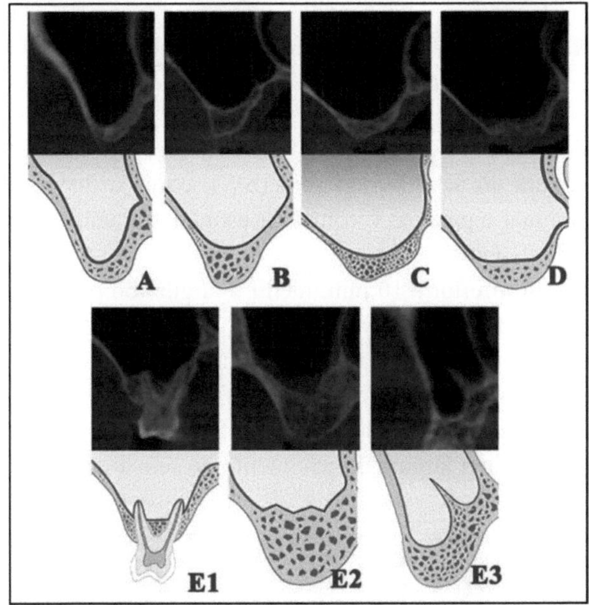

FIG 6: Cinco tipos de contorno do seio maxilar

2. Para os tipos A a D, os subtipos são classificados de acordo com a presença de PNR ou de recessos buco-sinusais (BSR):

Subtipo 1= sem recesso

Subtipo 2= com BSR

Subtipo 3 = com PNR

A PNR é apresentada quando o ângulo inferior da parede palatina no seio maxilar e a parte inferior da parede nasal lateral se projetam para o lado nasal e a BSR é apresentada quando o ângulo inferior da parede vestibular no seio maxilar e o assoalho do seio se projetam para o lado bucal.

Para o tipo E, os subtipos são classificados nas seguintes classes:

Subtipo 1 = raiz do dente que se projecta para o fundo do seio
Subtipo 2 = pavimento sinusal irregular
Subtipo 3 = septos ou exostoses no fundo do seio

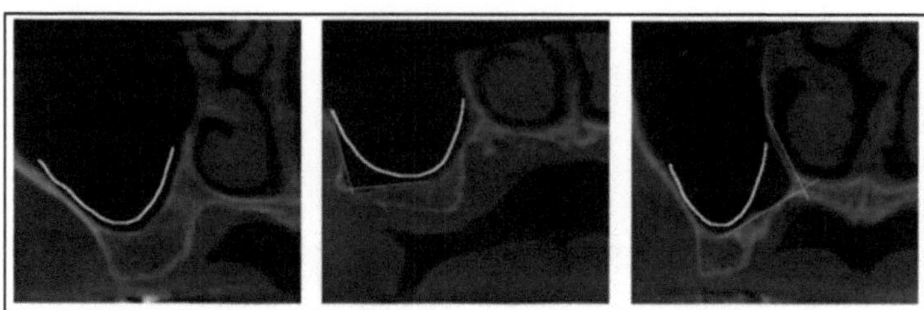

FIG 7: Três subtipos de contorno do seio maxilar

3. largura do seio

Medir a largura do assoalho do seio (SW), como a distância entre as paredes vestibular e palatina e comparar esta largura entre os cinco tipos em cada local do dente.

1. Se a RBH for inferior a 10 mm, medir a largura do pavimento do seio ao nível de 10 mm da crista alveolar
2. Se a RBH for maior ou igual a 10 mm, medir a largura do pavimento do seio no mesmo nível do palato duro
3. Se a RBH for de 10 mm, mas o pavimento do seio for mais alto do que o palato duro, medir a largura do pavimento do seio ao nível de 3 mm

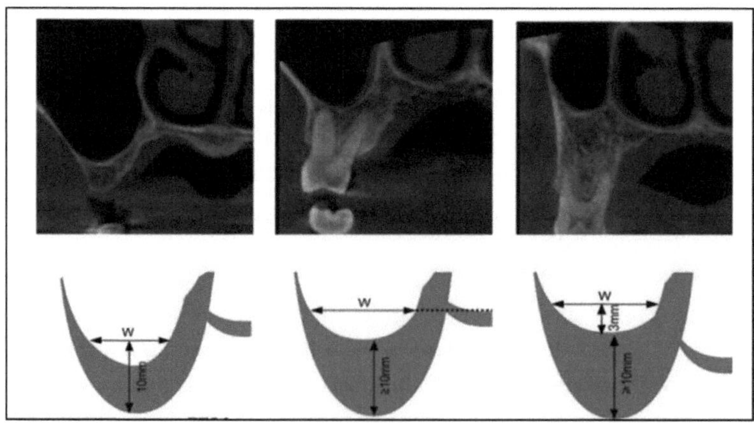

FIG 8: Medições da largura do pavimento do seio

CLASSIFICAÇÃO SUBANTRAL[11]

SA1: Tem um osso vertical adequado para implantes de 12 mm

SA2: Tem menos 0-2 mm do que a altura ideal do osso e pode necessitar de correção cirúrgica

SA3: Tem apenas 5-10 mm de osso abaixo do seio

SA4: Tem menos de 5 mm de osso abaixo do seio

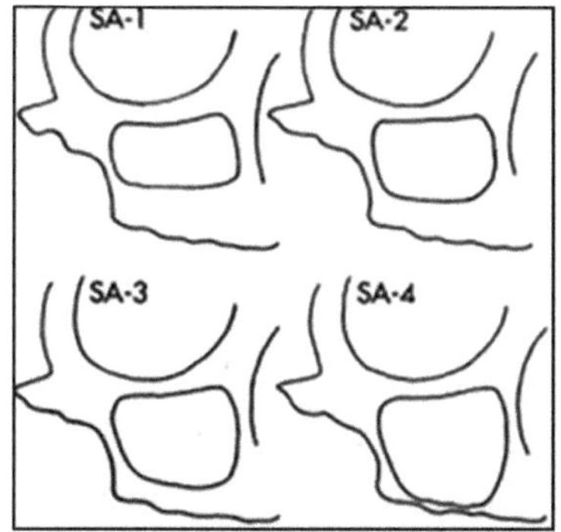

FIG 9: classificação do seio maxilar com base na altura do osso residual

REFERÊNCIAS

1. Chanavaz M. Seio maxilar: anatomia, fisiologia, cirurgia e enxertos ósseos relacionados com a implantologia - onze anos de experiência cirúrgica (1979-1990). J Oral Implantol. 1990;16(3):199-209

2. Kim MJ, Jung UW, Kim CS, Kim KD, Choi SH, Kim CK, Cho KS. Septos do seio maxilar: prevalência, altura, localização e morfologia. Uma análise de tomografia computorizada reformatada. J Periodontol. 2006 May;77(5):903-8.

3. Ariji Y, Kuroki T, Moriguchi S, Ariji E, Kanda S. Alterações de idade no volume do seio maxilar humano: um estudo utilizando tomografia computorizada. Dentomaxillofac Radiol. 1994 Aug;23(3):163-8

4. Chung SK, Dhong HJ, Na DG. Mucus circulation between accessory ostium and natural ostium of maxillary sinus. J Laryngol Otol. 1999 Sep;113(9):865-7.

5. Troedhan A, Kurrek A, Wainwright M. Biological Principles and Physiology of Bone Regeneration under the Schneiderian Membrane after Sinus Lift Surgery: Um Estudo Radiológico em 14 Pacientes Tratados com o Levantamento Transcrestal Hidrodinâmico Ultrassónico Cavitacional dos Seios (Intralift). Int J Dent. 2012;2012:576238.

6. Drake RL, et al. Gray's Anatomy for Students, 2.ª ed. (Filadélfia: Churchill Livingstone, 2010)

7. Ella B, Sédarat C, Noble Rda C, Normand E, Lauverjat Y, Siberchicot F, Caix P, Zwetyenga N. Conexões vasculares da parede lateral do seio: efeito cirúrgico no aumento do seio. Int J Oral Maxillofac Implants. 2008 Nov-Dez;23(6)

8. Standring S, Ellis H, Healy J, Johnson D, Williams A, Collins P, Wigley C. Gray's anatomy: the anatomical basis of clinical practice. American journal of neuroradiology. 2005 Nov;26(10):2703.

9. Niu et al. Clin Implant Dent Relat Res. 2018;1-8

10. Resnik RR, Misch CE. Anatomia do seio maxilar, patologia e cirurgia de enxerto. Em Misch's Contemporary Implant Dentistry 2021. Elsevier, Ontário, Canadá.

CAPÍTULO 3

TÉCNICAS PARA O PROCEDIMENTO DE ELEVAÇÃO DO SEIO MAXILAR

1. TÉCNICA DA PAREDE LATERAL

ARMAMENTARIUM PARA ELEVAÇÃO DIRECTA DO SEIO MAXILAR

Instrumentos rotativos Curetas sinusais Instrumento de elevação do seio maxilar Tarnow-Eskow Cureta de seio 2 Cureta de seio 1 Elevação do seio maxilar Kramer-Nev1ins Elevação do seio maxilar de Kramer-Nevins Instrumento de elevação do seio maxilar Elevador do seio maxilar #3006 Elevador de seio #710 Instrumento de elevação do seio maxilar Palti 1 Instrumento de elevação do seio maxilar Palti 2 Embalador de ossos Enxerto ósseo com seringa Taça para tabuleiro de ossos

- Instrumentos rotativos

Estes instrumentos são mais vulgarmente utilizados para criar a osteotomia através da qual o pavimento do seio maxilar. As brocas redondas de 1,4-2,3 mm são normalmente utilizadas para delinear a forma da janela lateral. Os instrumentos grandes e redondos são eficientes e seguros para aparar a placa da parede vestibular. As brocas de diamante de grande diâmetro com grão fino apresentam um risco menor de perfuração da membrana.

- Raspadores de ossos

Estes são utilizados para esculpir a parede anterior do seio para criar uma antrostomia para a elevação da parede do seio de uma forma simples e muito segura. Permite a recolha de quantidades variáveis de enxerto ósseo particulado que é muito útil para misturar com o BS selecionado.

- Curetas para elevação do seio maxilar

São normalmente utilizados para separar e elevar a membrana Schneideriana do osso maxilar. Os instrumentos mais pequenos são utilizados primeiro para libertar a membrana do seio da parede óssea, enquanto os instrumentos maiores são utilizados para expandir o espaço elevado.

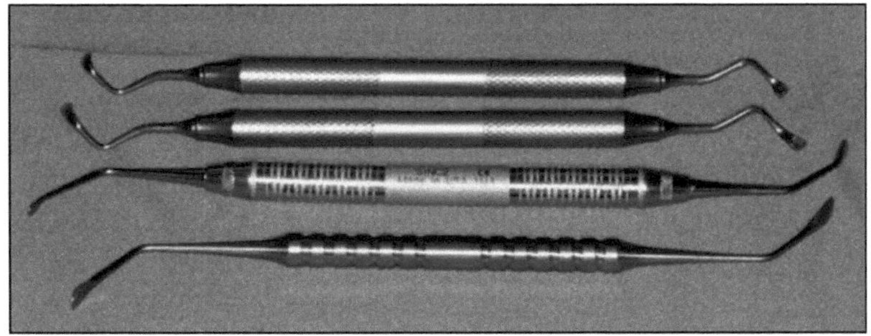

FIG 1: Curetas para elevação do seio maxilar

TÉCNICA

O desenho do retalho depende do rebordo total ou parcialmente edêntulo, da quantidade de gengiva queratinizada, da forma e do volume do seio maxilar, da colocação simultânea ou tardia de implantes e da necessidade de combinar um aumento ósseo lateral e/ou vertical.

Preparação da janela óssea

Pode ser utilizada uma peça de mão de alta velocidade, dependendo da qualidade e espessura da parede bucal. A alta velocidade tem a vantagem de poupar tempo, mas é tecnicamente mais sensível. Utiliza-se uma broca redonda de diamante n.º 4, 6 ou 8 com irrigação abundante de soro fisiológico para delinear toda a extensão da osteotomia. A osteotomia é aprofundada com movimentos suaves e ligeiros até o osso ficar suficientemente fino e translúcido para se poder visualizar a cor cinzenta/vermelha subjacente da membrana sinusal.

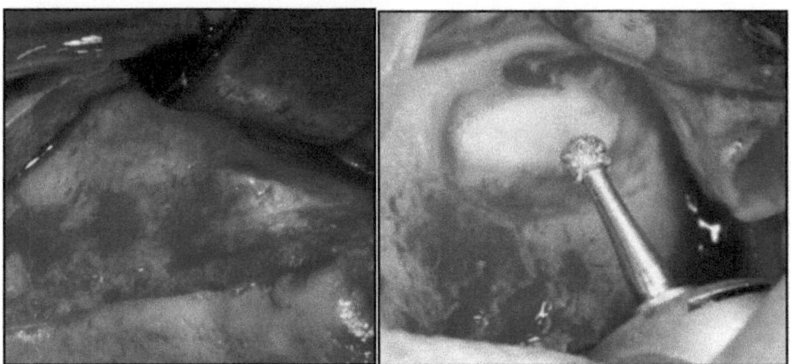

FIG 2 : a) Reflexão do retalho b) Preparação da janela lateral

Elevar a membrana sinusal

Separar suavemente a membrana no aspeto apical da cavidade sinusal, seguido dos aspectos mesial e distal. Depois de libertar inicialmente o bordo inferior, a parte mesial, a parte distal e o bordo superior da membrana do seio maxilar em cerca de 3-5 mm, vá mais longe a partir da parte inferior da cavidade do seio maxilar para separar todo o caminho até à parede medial. A membrana é levantada a uma altura suficiente para colocar o implante de comprimento adequado. O material de enxerto escolhido é então colocado no espaço criado. Pode ser utilizada uma membrana sintética para cobrir a janela ou a parede lateral do enxerto. Finalmente, o retalho mucoperiosteal é reposicionado e suturado. O encerramento primário sem tensão é o objetivo final para evitar a possibilidade de contaminação dos enxertos a partir do ambiente da cavidade oral. Recomenda-se a remoção das suturas 2-3 semanas após o procedimento, e é importante remover todas as suturas para evitar abcessos de sutura. A sutura crómica pode ser utilizada na área da mucosa para evitar a remoção da sutura.

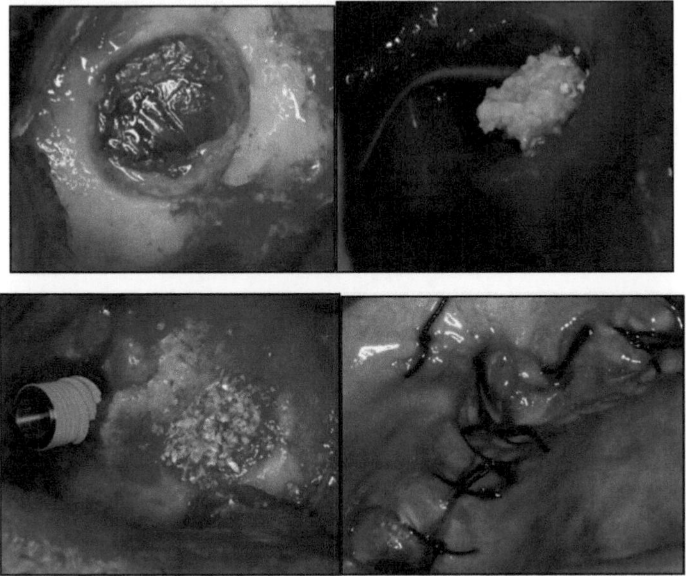

FIG 3: a) Membrana sinusal b) e c) Enxerto da cavidade sinusal d) Aproximação do retalho com suturas

INDICAÇÕES E CONTRA-INDICAÇÕES

As indicações para o aumento do seio maxilar são as seguintes[1] :

- Maxila gravemente atrófica
- Sem história de patose sinusal.
- Altura óssea residual insuficiente (menos de 10 mm de altura óssea)
- Má qualidade e quantidade de osso no maxilar posterior

O aumento dos seios nasais não está indicado quando o doente tem antecedentes de:

- Radioterapia recente no maxilar
- Doenças sistémicas não controladas, como a diabetes mellitus
- Sinusite maxilar aguda/crónica
- Fumador inveterado
- Abuso de álcool
- Psicose
- Rinite alérgica grave
- Tumor ou quisto grande no seio maxilar

- Fístula oroantral

2. TÉCNICA DE OSTEÓTOMO

A abordagem crestal à elevação do seio maxilar, a técnica do osteótomo, é um método menos invasivo para conseguir um aumento da altura do osso alveolar. A abordagem crestal permite o aumento ósseo vertical e a elevação do seio maxilar num local específico com um trauma cirúrgico mínimo. A técnica de osteótomo envolve a utilização de um martelo cirúrgico para compactar o osso alveolar com um osteótomo. Uma série cada vez maior de osteótomos é batida numa direção apical em direção ao pavimento do seio para preparar a osteotomia e fraturar a placa cortical[1] . Dependendo da densidade do osso, toda a preparação do local pode ser efectuada com a utilização de osteótomos. Na radiografia, pode ser visto um espaço em forma de cúpula no local da osteotomia.

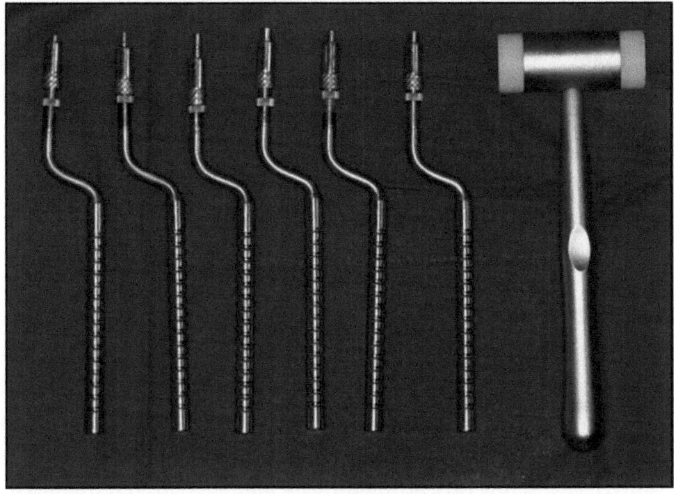

FIG 4 : Osteótomos e malho

Os osteótomos têm normalmente uma ponta côncava que serve para cortar e recolher o osso. Isto permite a compressão vertical do osso. É a deslocação apical do osso que é recolhido pelo osteótomo que irá causar a elevação do pavimento do seio e da membrana de Schneider. Utiliza-se um martelo cirúrgico para avançar o osteótomo. A identificação do pavimento cortical da cavidade sinusal é feita através da alteração da sensibilidade tátil durante a aplicação do osteótomo. Um som de batida diferente pode ser um sinal de que uma parte do pavimento do seio foi fracturada para cima e para dentro da cavidade do seio. Os osteótomos estão disponíveis como instrumentos rectos, bem como deslocados para permitir o acesso nas áreas mais posteriores ou quando existe uma limitação de abertura. A magnitude da força apical e a sensibilidade tátil podem ser diminuídas com a utilização dos osteótomos deslocados. Existem também osteótomos com pontas convexas. A convexidade cria uma compressão horizontal. Quando são utilizadas pontas convexas, estas são alternadas com pontas côncavas para obter uma compressão vertical e horizontal.

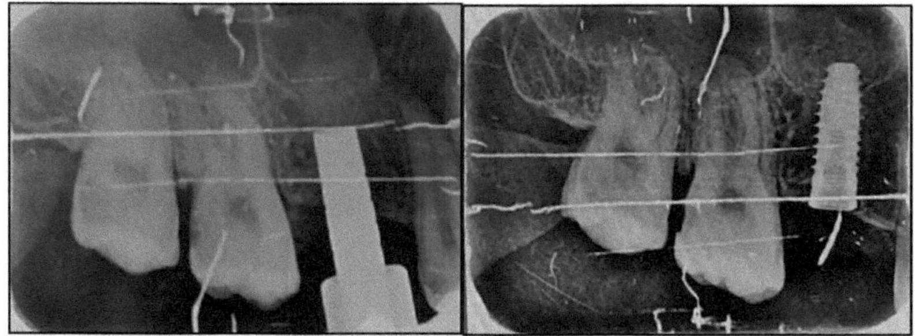

FIG 5: a) Colocação do osteótomo b) Espaço em forma de cúpula apreciado na radiografia

3. CIRURGIA ÓSSEA PIEZOELÉCTRICA

A broca rotativa tem sido utilizada para cortar uma janela óssea lateral, expondo a membrana do seio (Schneiderian) e criando acesso para o enxerto ósseo do seio. Com experiência limitada, pode provocar a perfuração da membrana sinusal ao criar a janela óssea com uma broca rotativa. A broca rotativa pode facilmente ferir os tecidos moles, como a membrana sinusal, causando a sua perfuração. A perfuração da membrana ocorre em 10 a 44% dos procedimentos de elevação do pavimento do seio maxilar utilizando o instrumento rotativo convencional.

A utilização de técnicas piezoeléctricas para a elevação do seio maxilar foi introduzida por Vercellotti em 2001 para evitar complicações que têm o potencial de aumentar a morbilidade do doente e o tempo e custos do tratamento, e para obter resultados mais previsíveis[2] . Um sistema de piezocirurgia utiliza microvibrações ultra-sónicas para cortar os tecidos. Oferece cortes mais precisos, uma ação de corte selectiva que permite cortar tecidos duros, poupando tecidos moles e estruturas vitais como nervos e vasos, e uma maior visibilidade do campo cirúrgico.

As micro-vibrações do instrumento são causadas pelo efeito piezoelétrico. Quando uma corrente eléctrica é passada através de certas cerâmicas e cristais, modifica-os e resulta numa oscilação de frequência ultra-sónica. As vibrações resultantes são amplificadas e transferidas para a ponta do instrumento, que, por sua vez, pode incisar os tecidos[3] .

O dispositivo de piezocirurgia consiste numa unidade de alimentação com suportes para uma peça de mão e fluido de irrigação que pode ser soro fisiológico normal ou água esterilizada, uma peça de mão com diferentes inserções de pontas, fluido de irrigação e uma bomba peristáltica ajustável. A potência de corte do instrumento, a frequência das vibrações e a quantidade de irrigação podem ser ajustadas conforme necessário. No sistema de piezocirurgia, é utilizada a frequência de 25-29 kHz. Esta frequência, que cria microvibrações que variam entre 60 e 210 µm de amplitude e fornece à peça de mão uma potência superior a 5 W, corta apenas o tecido mineralizado, enquanto os tecidos moles, incluindo o tecido neurovascular, são cortados a frequências superiores a 50 kHz. Este fluido bombeado que é emitido pela ponta das pastilhas remove os detritos do local, actua como refrigerante e cria um campo cirúrgico sem sangue e uma melhor visibilidade devido ao efeito de cavitação. A elevada precisão da ação de corte neste sistema é conseguida através da pressão mínima necessária durante a utilização dos instrumentos para realizar a osteotomia.

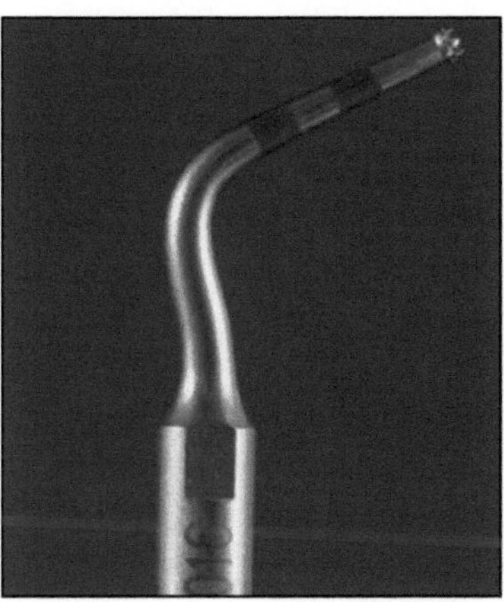

FIG 6:Ponta de carboneto piezoelétrico

Procedimento:

Após a elevação do retalho de espessura total, é efectuada a redução da espessura da parede lateral do seio maxilar com um inserto de osteoplastia (OP5 ou OT5) do sistema Mectron. Quando a espessura da parede é reduzida para 1 mm ou menos, a janela é delineada por um inserto de osteotomia da janela óssea do seio (OT1: inserto de bisturi de diamante) ou por OT5 (inserto de diamante redondo).

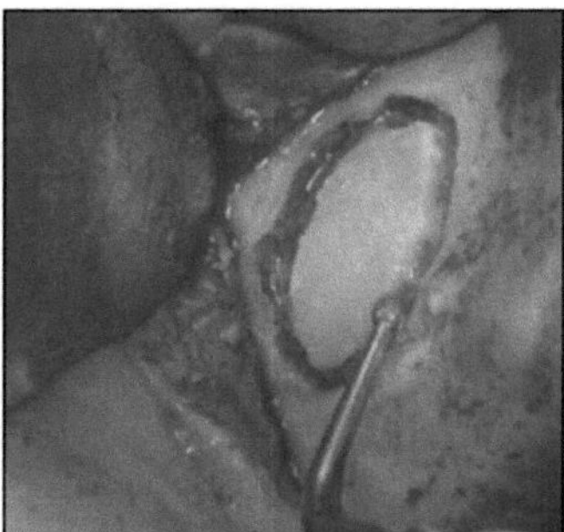

FIG 7 :Preparação da janela

A preparação da janela pode ser completada com os insertos OT1 ou OT5. Estes instrumentos permitem a remoção do osso sem perfurar a membrana, caso entrem em contacto com ela. A inserção (compressor) do separador de membrana sinusal (EL1) é inserida na moldura da janela e é utilizada para separar a membrana Schneideriana. Com a ajuda da cavitação, esta inserção pode começar a elevar a membrana internamente (até 2 mm à volta das margens da janela). A separação reduz a tensão da membrana e resulta na mobilidade da mesma. Os elevadores da membrana sinusal (EL2 e EL3 são ambos elevadores não cortantes) ajudam a separar ainda mais as zonas internas da janela. Separar suavemente a membrana no aspeto apical da cavidade sinusal e, em seguida, nos aspectos mesial e distal. Depois de libertar inicialmente o bordo inferior, o aspeto mesial, o aspeto distal e o bordo superior da membrana do seio maxilar em cerca de 3-5 mm, estender mais a partir do aspeto inferior da cavidade do seio maxilar para separar a parede medial. Uma vez levantada a membrana do seio, o enxerto ósseo pode ser colocado e embalado na cavidade do seio e pode também ser utilizada uma membrana de barreira para cobrir a janela na parede lateral. São efectuadas suturas.

REFERÊNCIAS

1. Schwartz-Arad D, Herzberg R, Dolev E. A prevalência de complicações cirúrgicas do procedimento de enxerto sinusal e o seu impacto na sobrevivência do implante. J Periodontol. 2004 Abr;75(4):511-6
2. Summers RB. A técnica do osteótomo: Parte 3 - Métodos menos invasivos de elevação do assoalho do seio maxilar. Compêndio. 1994 Jun;15(6):698
3. Vercellotti T, De Paoli S, Nevins M. A osteotomia piezoeléctrica da janela óssea e a elevação da membrana sinusal: introdução de uma nova técnica para a simplificação do procedimento de aumento do seio maxilar. Int J Periodontics Restorative Dent. 2001 Dec;21(6):561-7.
4. Pavlíková G, Foltán R, Horká M, Hanzelka T, Borunská H, Sedý J. Piezosurgery in oral and maxillofacial surgery. Int J Oral Maxillofac Surg. 2011 maio;40(5):451-7.

CAPÍTULO 4

TÉCNICAS ACTUAIS

I. Técnica de elevação do balão da membrana antral (AMBE)

A técnica foi introduzida por Soltan et al[1] . É uma técnica minimamente invasiva que eleva a membrana sinusal com um balão insuflável. Esta técnica eleva a membrana facilmente e torna o assoalho antral mais acessível para o aumento com materiais de enxerto. A utilização do AMBE permite elevar a membrana sinusal com um risco mínimo de laceração e com uma abordagem cirúrgica conservadora e poupadora de tecidos. Isto reduz a dor pós-operatória, a hemorragia, a possibilidade de infeção e outros sintomas mórbidos frequentemente associados aos procedimentos de elevação do seio maxilar. A técnica é benéfica quando o acesso é difícil e quando os dentes adjacentes estão presentes junto à área edêntula.

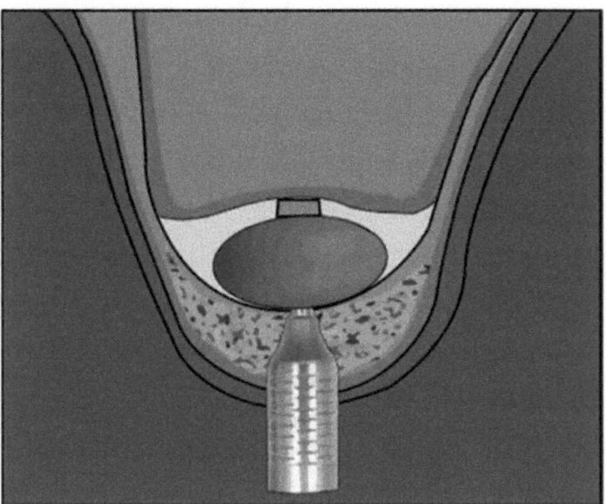

FIG 1: Elevação do balão

Num relato de caso de Elbareki et al, em 2016, que utilizou a elevação do seio transcrestal e a colocação de implantes com a técnica do balão, concluiu que a elevação simultânea do seio e a implantação com a utilização da técnica do balão para elevar a membrana sinusal é uma técnica minimamente invasiva e está associada a muito pouco desconforto e complicações[2] .

II. Abordagem transcrestal minimamente invasiva (MITSA) com massa de cps

Técnica minimamente invasiva de elevação do seio trans-alveolar introduzida através da utilização de massa de fosfosilicato de cálcio (CPS) para elevação hidráulica da membrana do seio[3] . Os retalhos mucoperiosteais de espessura total são elevados para obter acesso à crista alveolar. É iniciada uma osteotomia na crista do rebordo com uma broca piloto. A broca é parada 1 mm antes da altura estimada do pavimento do seio, após o que é efectuada uma radiografia periapical para verificar a posição real da broca na proximidade do pavimento do seio. É aplicada uma pequena quantidade de aproximadamente 0,2 cm de massa CPS na osteotomia através de um sistema de aplicação de cartuchos de ponta estreita para atuar como almofada antes de bater no pavimento do seio, e é utilizado um osteótomo côncavo de 3 mm com marcações de profundidade e um martelo para fraturar o pavimento do seio. Após a fratura do pavimento do seio, o substituto ósseo é injetado diretamente na cavidade do seio preparada através do sistema de entrega de cartuchos. Assim que a ponta do cartucho se encaixa firmemente na osteotomia, permitindo que a pressão de inserção seja aplicada diretamente no bordo inferior fracturado do pavimento do seio, 0,5 cm de massa CPS é cuidadosamente injetado na osteotomia. A pressão hidrostática exercida pela massa resulta numa elevação atraumática do pavimento do seio. A massa CPS pode ser adicionada em incrementos até à elevação adequada da membrana Schneideriana e o tamanho de implante planeado é subsequentemente colocado ao nível da crista óssea. Os implantes são inicialmente encaixados no osso disponível remanescente na crista do rebordo e, em seguida, são lentamente torcidos para se encaixarem na massa CPS viscosa no aspeto apical da osteotomia.

III. Abordagem CAD/CAM

Um novo procedimento para a elevação do seio maxilar utilizando o planeamento guiado por computador e uma abordagem cirúrgica guiada através da utilização de uma férula cirúrgica gerada por CAD/CAM em combinação com osteótomos condensadores de expansão[3] .

Numa série de casos retrospectivos, Zaniol et al, em 2018, conceberam uma técnica de elevação do seio maxilar de janela baixa com a utilização de software digital tridimensional (3D). Criaram modelos cirúrgicos para realizar osteótomos com precisão. Os resultados desta série de casos retrospectivos indicam que a técnica de elevação do seio maxilar com janela baixa parece ser uma abordagem replicável e racional para o aumento da elevação do seio maxilar[4] .

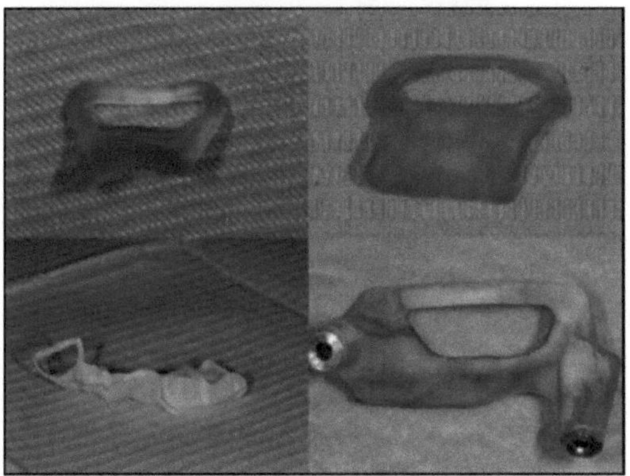

FIG 2 : Gabarito cirúrgico por impressão 3D

IV. Técnica de elevação hidráulica do seio maxilar

A técnica de condensação hidráulica minimamente invasiva dos seios nasais utiliza um kit de condensação dos seios nasais[5] que consiste em brocas de diamante redondas para seios nasais com diâmetros de 1, 2 e 3 mm, desenvolvidas para este procedimento. Os condensadores de enxertos sinusais revestidos a titânio também são fornecidos com diâmetros de 2, 3, 5 e 6 mm. A utilização destas ferramentas, em combinação com a pressão hidráulica fornecida por uma peça de mão cirúrgica, pode separar com segurança a membrana Schneideriana do pavimento do seio e preparar a área para a colocação imediata de implantes. A pressão hidráulica e a mistura de enxerto ósseo, utilizadas em conjunto, podem dissecar suavemente o tecido mole do osso no seio sem perigo de perfuração.

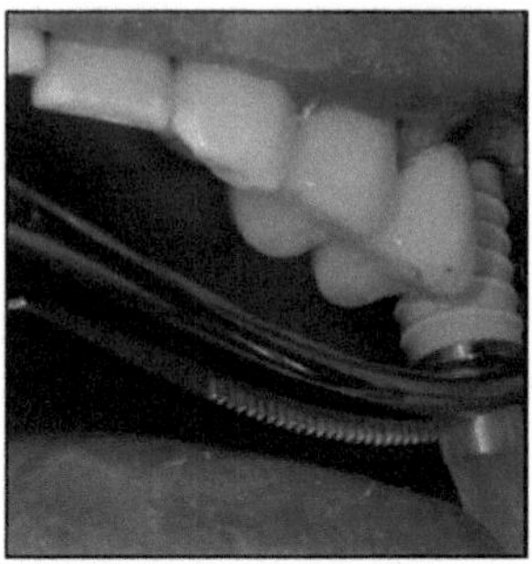

FIG 3: Elevação hidráulica do seio maxilar

Em 2022, Felix et al relataram um caso de aumento do seio subantral utilizando o sistema de elevação hidráulica (CAS-KIT) e massa de fosfosilicato aloplástico, seguido da colocação simultânea de implantes. Concluíram que o uso do CASKIT para elevação do seio proporciona os benefícios da colocação de osso de alto volume e a simplicidade da abordagem crestal, sem perfuração da membrana. Além disso, minimiza a perda de osso crestal (até 0,5 mm durante os primeiros 6 meses) porque a perfuração com uma ponta atraumática permite a colheita de osso autógeno[6] .

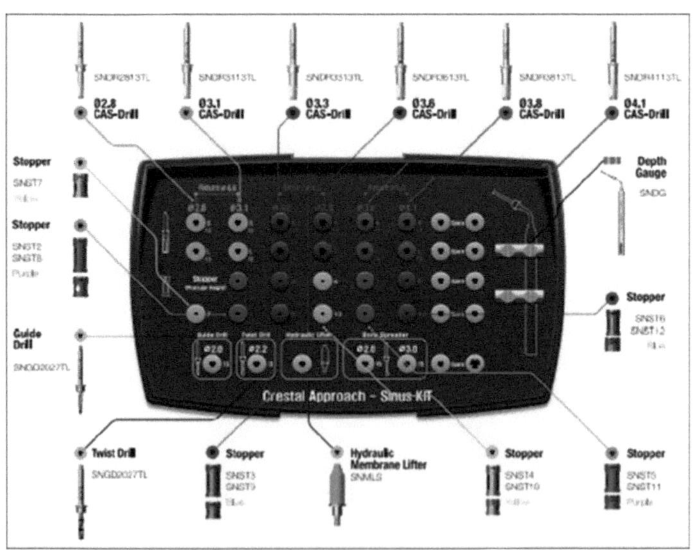

FIG 4:CAS-KIT

Num relato de caso, Sinha et al, em 2023, utilizaram o LAS-kit antes da colocação do implante. As vantagens do LAS-KIT incluem a sua comodidade, o potencial para eliminar o número de passos envolvidos na cirurgia, o design de broca altamente versátil - permitindo a sua utilização em pavimentos sinusais planos, inclinados ou sobre um septo, a redução do tempo total de cadeira, das complicações e do desconforto do doente.

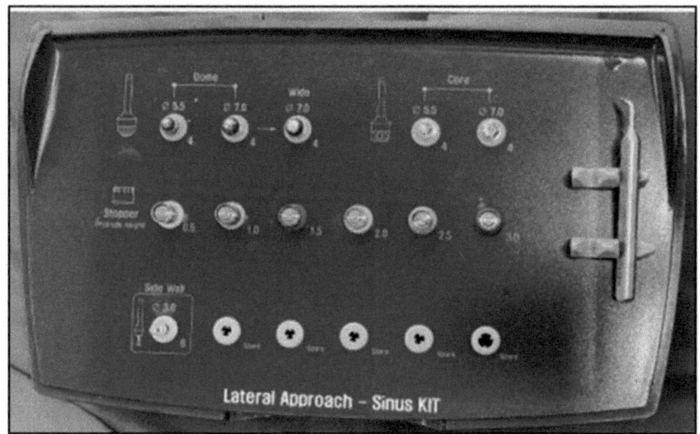

FIG 5:LAS-KIT

Choudhari et al, em 2022, verificaram que a elevação indireta do seio maxilar minimamente invasiva com aumento ósseo utilizando PRF aumentou a altura do rebordo alveolar residual e a estabilidade do implante[7] .

Revisão sistemática efectuada por Otero et al em 2022 A aplicação de PRF, isoladamente ou em conjunto com outro biomaterial, foi sugerida como um biomaterial eficaz, reduzindo o tempo de formação de novo osso e, consequentemente, o tempo necessário para a reabilitação do implante. Sugere-se que o período de cicatrização pode ser encurtado quando o PRF é utilizado na cirurgia de elevação do seio maxilar.

V. Aumento do pavimento sinusal minimamente invasivo (MISFA)

A técnica crestal inovadora baseada numa pressão hidráulica elevada consiste numa broca, uma bomba e um conjunto de tubos de ligação. Depois de perfurar a altura do osso residual e de se manter a 1-2 mm de distância do pavimento do seio, a bomba cria uma pressão hidráulica (1,5 bar), que empurra a membrana do seio para fora da broca utilizando soro fisiológico (NaCl). A solução salina é então colocada em vibração hidráulica para criar uma separação adicional da membrana do osso com um risco reduzido de perfuração. A cavidade é então preenchida com substituto ósseo antes da colocação do implante.

VI. Técnica Cosci

A técnica Cosci é uma abordagem crestal do pavimento do seio maxilar numa única fase, utilizando uma sequência específica de brocas atraumáticas de comprimentos variáveis[9] . A forma da ponta da broca evita a perfuração da membrana do seio maxilar e permite a remoção abrasiva suave do osso cortical do pavimento do seio maxilar sem fratura.

- Se a RBH for de 6-7 mm: Utiliza-se inicialmente uma broca trefina de 3 mm de diâmetro para os primeiros 2-4 mm.

A broca piloto dedicada de 3 mm de comprimento e 2 mm de diâmetro é então utilizada, seguida da broca intermédia de 3 mm de comprimento e 3,1 mm de diâmetro e de uma ou mais brocas de elevação atraumáticas da altura real do rebordo, conforme medido na radiografia.

- Se a altura do osso residual for de 4-5 mm: a broca de trefina não é utilizada, e o local é inicialmente preparado com a broca piloto dedicada de 3 mm de comprimento e 2 mm de diâmetro, sendo o resto do procedimento de preparação idêntico.

Após a utilização da primeira broca de elevação atraumática, o local é sondado com um instrumento rombo para sentir a presença da membrana Schneideriana. Se for sentida a presença de osso, é utilizada uma broca de elevação atraumática 1 mm mais comprida, e assim sucessivamente, até se sentir o revestimento do seio. O osso alveolar é verificado para determinar a integridade da membrana do seio com uma sonda arredondada especial e, em seguida, o enxerto é empurrado suavemente para o local utilizando um instrumento específico chamado "body lifting", sendo este passo repetido até o local estar preenchido com o enxerto.

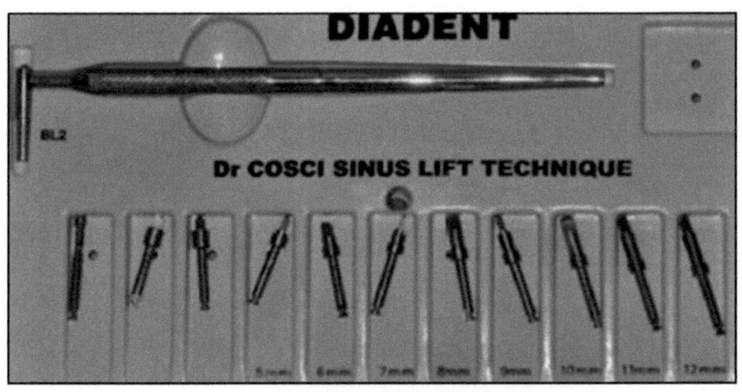

FIG 6:Técnica Cosci

VII. Técnica de broca Densah-Osseodensificação

Osseodensificação significa tornar o osso mais denso e forte o suficiente para receber um implante. O processo envolve a utilização de brocas especiais (Densah) executadas no sentido contrário ao dos ponteiros do relógio no local da cirurgia, o que provoca uma expansão na área pretendida e aumenta a densidade do osso nas proximidades. Ao contrário das técnicas tradicionais de perfuração dentária, a osseodensificação não escava o tecido ósseo. Em vez disso, o tecido ósseo é simultaneamente compactado e auto-enxertado nas proximidades do local cirúrgico onde o implante posterior é eventualmente perfurado. A broca move-se no sentido contrário ao dos ponteiros do relógio, ou seja, no modo de densificação, e no sentido dos ponteiros do relógio, no modo de corte, quando necessário. A broca avança com uma pressão vertical no interior do local de perfuração e, em seguida, descansa um pouco para aliviar a pressão e prossegue novamente. A duração do processo é ditada pela densidade óssea e pelo comprimento pretendido do implante a colocar[10] .

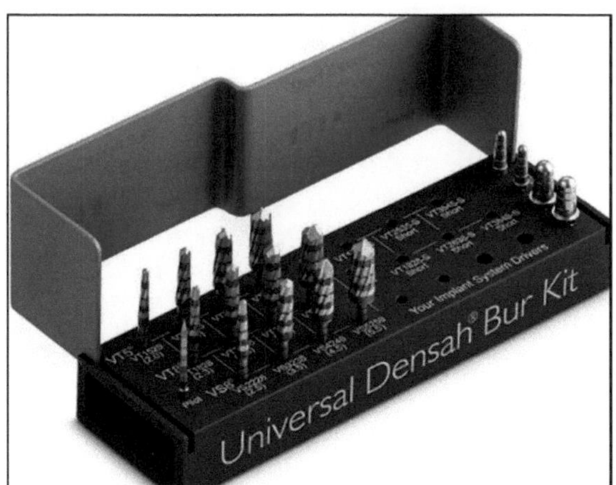

FIG 7: Kit de broca Densah

Bandela et al, em 2022, efectuaram um estudo ex-vivo - Avaliação **comparativa** da técnica de osteodensificação versus osteotomia convencional - e concluíram que a osteotomia preparada pelo método de osteodensificação apresentou valores mais elevados de torque de inserção (IT), valor de torque reverso (RTV) e quociente de estabilidade do implante (ISQ) do que o grupo convencional[11] .

REFERÊNCIAS

1. Soltan M, Smiler D, Ghostine M, Prasad HS, Rohrer MD. Elevação da membrana antral usando um pós-enxerto: uma abordagem crestal. Gen Dent. 2012 Mar-Abr;60(2):e86-94
2. Elbareki AA, Darwish SA, Hassan RS. Elevação do seio transcrestal e colocação de implantes utilizando a técnica do balão sinusal. Alexandria Dental Journal. 2016 Dez 1;41(3):245-52.
3. Kher U, Ioannou AL, Kumar T, Siormpas K, Mitsias ME, Mazor Z, Kotsakis GA. Uma série de casos clínicos e radiográficos de implantes colocados com a técnica simplificada de elevação da membrana antral minimamente invasiva na maxila posterior. J Craniomaxillofac Surg. 2014 Dec;42(8):1942-7
4. Zaniol T, Zaniol A, Tedesco A, Ravazzolo S. O elevador de seio maxilar de janela baixa: Uma técnica cirúrgica guiada por CAD-CAM para aumento do seio lateral: Uma Série de Casos Retrospetiva. Implant Dent. 2018 Aug;27(4):512-520.
5. Pozzi A, Moy PK. Levantamento sinusal guiado transcrestal minimamente invasivo (TGSL): um estudo de coorte clínico prospetivo de prova de conceito até 52 meses. Clin Implant Dent Relat Res. 2014 Ago;16(4):582-93
6. Felix CBP, Kurien A, Devanarayanan A, Kumar D, Thirumurthy VR, Bindhoo YA. Aumento do seio subantral utilizando sistema de elevação hidráulica e massa de fosfosilicato aloplástico seguido de colocação simultânea de implantes para a reabilitação de uma maxila posterior atrófica: Um relato de caso. J Clin Transl Res. 2022 Feb 7;8(2):86-92.
7. Choudhary S, Bali Y, Kumar A, Singh V, Singh R, Nayan K. Outcomes Following Hydraulic Pressure Indirect Sinus Lift in Cases of Simultaneous Implant Placement With Platelet-Rich Fibrin (Resultados após elevação indireta do seio maxilar com pressão hidráulica em casos de colocação simultânea de implantes com fibrina rica em plaquetas). Cureus. 2022 Aug 16;14(8):e28087
8. Chen L, Cha J. Um estudo retrospetivo de 8 anos: 1.100 pacientes que receberam 1.557 implantes utilizando a técnica minimamente invasiva de condensação hidráulica do seio. J Periodontol. 2005 Mar;76(3):482-91
9. Cosci F, Luccioli M. Uma nova técnica de elevação do seio maxilar em conjunto com a colocação de 265 implantes: um estudo retrospetivo de 6 anos. Implant Dent. 2000;9(4):363-8

10. Padhye NM, Padhye AM, Bhatavadekar NB. Osseodensificação - Uma revisão sistemática e análise qualitativa da literatura publicada. J Oral Biol Craniofac Res. 2020 Jan-Mar;10(1):375-380
11. Bandela V, Shetty N, Munagapati B, Basany RB, Kanaparthi S. Avaliação comparativa da técnica de osseodensificação versus técnica de osteotomia convencional na estabilidade primária dos implantes dentários: Um estudo ex vivo. Cureus. 2022 Oct 29;14(10):e30843.

CAPÍTULO 5

GRAFITAS

Um enxerto é um tecido viável que, após a remoção do local doador, é implantado no tecido perdido, que é então restaurado, reparado ou regenerado com autoenxertos, aloenxertos e xenoenxertos. Os biomateriais são materiais derivados do osso, processados de tal forma que as células deixam de ser vitais e, por conseguinte, são utilizados como substitutos de enxertos ósseos, incluindo osso liofilizado, descalcificado ou não descalcificado.

A utilização de enxertos e substitutos ósseos em medicina dentária aumentou significativamente nos últimos anos devido aos avanços na implantologia dentária e à necessidade crescente de reparação de defeitos ósseos craniofaciais. Estes defeitos ósseos ou esqueléticos podem surgir devido a trauma, doença periodontal, excisão cirúrgica, infeção ou malformações congénitas e cancro oral[1] . A causa mais comum de quantidade insuficiente de osso em medicina dentária deve-se à perda de dentes, em que ocorre uma rápida reabsorção do osso alveolar devido à ausência de estimulação intra-óssea que ocorreria através das fibras do ligamento periodontal[2] . A colocação bem sucedida de implantes dentários requer dimensões ósseas alveolares suficientes de 10 mm de altura e 3 a 4 mm de diâmetro[3] . Estima-se que até 50% de todos os procedimentos de implantes dentários atualmente realizados envolvam a utilização de enxertos ósseos[4] . A utilização inicial de enxertos ósseos no seio maxilar para aumentar a profundidade óssea e o volume de tecido ósseo por razões protéticas foi efectuada na década de 1960 por Boyne. O enxerto do seio maxilar foi utilizado nessa altura para aumentar o volume de osso para posterior redução do rebordo posterior do maxilar, de modo a obter uma distância interarcos protética óptima.

Caraterísticas de um material de enxerto ósseo ideal

A principal função dos enxertos ósseos é fornecer suporte mecânico e estimular a osteo-regeneração, com o objetivo final de substituição óssea[5] . As quatro propriedades biológicas fundamentais - osseointegração, osteogénese, osteocondução e osteoindução - são fundamentais para desempenhar este papel de forma eficaz[6] . A capacidade de um material de enxerto se ligar quimicamente à superfície do osso na ausência de uma camada de tecido fibroso interveniente é designada por osseointegração. A osteogénese refere-se à formação de osso novo através de osteoblastos ou células progenitoras presentes no material de enxerto, e a osteocondução refere-se à capacidade de um material de enxerto ósseo gerar um suporte bioativo no qual as células hospedeiras podem crescer[7] . A osteoindução é o recrutamento de células estaminais do hospedeiro para o local do enxerto, onde as proteínas locais e outros factores induzem a diferenciação das células estaminais em osteoblastos[8] . Múltiplos factores de crescimento influenciam este processo, incluindo factores de crescimento derivados de plaquetas (PDGFs), factores de crescimento de fibroblastos (FGFs) e factores de crescimento transformadores-β (TGFs-β). Estas quatro propriedades fundamentais permitem a formação de osso novo, que ocorre em paralelo com a interconexão óssea direta[9] .

A proteína morfogenética óssea num transportador de colagénio adequado regenerará o osso em grandes defeitos de descontinuidade da mandíbula, em defeitos de "fenda" maxilar criados cirurgicamente e no pavimento dos seios paranasais dos doentes[10] .

As diretrizes a seguir no enxerto sinusal para implantes dentários também podem incluir se a altura do osso residual alveolar for inferior a 10 mm e a largura do osso residual for inferior a 4 mm, sem história de patose e sem história significativa de doença sinusal, se não existirem limitações anatómicas apresentadas por estruturas anatómicas ou cicatrizes após cirurgia anterior.

As indicações para o enxerto ósseo do seio maxilar são a colocação de implantes em áreas de volume ósseo insuficiente ou de espaço interarcos reduzido, a reparação de fístulas oroantrais, a reconstrução de fendas alveolares, a fratura de Le Fort I com enxerto interposicional e a reconstrução de cancro para próteses craniofaciais, enquanto as contra-indicações gerais para o aumento subantral da maxila incluem o tratamento com radiação na região maxilar, a sépsis, a fragilidade médica grave, a doença sistémica não controlada, o abuso excessivo de tabaco, o abuso excessivo de álcool ou de substâncias e as psicofobias. Os factores locais que podem contraindicar quando estão presentes infecções do seio maxilar, sinusite crónica, ablação de cicatrizes alveolares e infecções odontogénicas.

Cicatrização do enxerto

Exceptuando a infeção, a cicatrização de um enxerto pode seguir uma de duas vias gerais. O enxerto pode não se incorporar e desaparecer gradualmente, ou pode tornar-se uma parte mecanicamente funcional do osso hospedeiro. Para que esta última via se concretize, é necessário que ocorram quatro fases de cicatrização sobrepostas, o que normalmente demora mais tempo em enxertos grandes do que em enxertos pequenos.

1. <u>Incorporação</u>

O leito hospedeiro de tecido duro e mole que rodeia o enxerto morto deve ser viável e ter vascularização. Poucas semanas após o enxerto, o leito do hospedeiro produz novos vasos, células e materiais intersticiais e novos osteoblastos que formam um tecido ósseo, que, juntamente com o material do enxerto, criam o complexo ósseo tecido pelo enxerto. Estes processos dependem de muitos factores não mecânicos necessários para a proliferação celular, migração, diferenciação, função, expressão genética, adesão e apoptose. Os factores provêm da matriz óssea, das células locais e do sangue. A fase de incorporação pode durar mais de 4 meses. Se falhar, o enxerto falha.

1. <u>Substituição</u>

Mesmo enquanto a incorporação está a terminar, a remodelação da unidade multicelular básica (BMU) começa a substituir o complexo ósseo tecido-enxerto por osso lamelar. A substituição completa pode demorar mais de 1 ano. A remodelação normalmente remove lentamente um enxerto incorporado que não experimenta pequenas tensões mecânicas, mas, com tensões adequadas, normalmente apenas substitui o complexo ósseo tecido do enxerto.

3.<u>Modelação</u>

Se forem dadas tensões maiores, a modelação começa a remodelar o complexo ósseo tecido com enxerto interna e externamente. Alinha o grão de qualquer novo osso lamelar para satisfazer as necessidades mecânicas locais, e alinha, molda e reforça as trabéculas e o córtex do complexo. A conclusão desta fase pode demorar mais de 1 ano e é mais demorada nos adultos mais velhos do que nos adolescentes.

4. fenómeno de aceleração regional (RAP)

O traumatismo do procedimento de enxerto acelera normalmente todos os processos tecidulares regionais no leito do hospedeiro. Esta reação é designada por fenómeno de aceleração regional. Começa no dia da cirurgia e pode durar mais de 2 anos. O RAP acelera todas as fases da cicatrização do enxerto ósseo. Os RAPs falhados diminuem a cicatrização e a resistência à infeção, podendo ocorrer em regiões de desnervação sensorial e em algumas doenças crónicas graves como a diabetes tipo I, insuficiência pulmonar, insuficiência cardíaca congestiva, cirrose hepática, etc. Podem causar "falhas biológicas" na cicatrização óssea (frequentemente designadas por não uniões atróficas). Alguns agentes anti-inflamatórios não esteróides também podem deprimir a RAP e retardar a substituição do enxerto.

REFERÊNCIAS

1. Elsalanty ME, Genecov DG. Enxertos ósseos em cirurgia craniofacial. Craniomaxillofacial trauma & reconstruction. 2009 Oct;2(3-4):125-34.
2. Kumar P, Vinitha B, Fathima G. Enxertos ósseos em medicina dentária. Jornal de Farmácia e Ciências Bioalimentares. 2013 Jun 1;5(Suppl 1):S125-7.
3. Pommer B, Zechner W, Watzek G, Palmer R. Enxertar ou não enxertar? Guia baseado em evidências para a tomada de decisões na cirurgia de enxerto ósseo oral. Bone grafting. 2012 Mar 21;2012:1-25.
4. Cha HS, Kim JW, Hwang JH, Ahn KM. Frequência de enxerto ósseo em cirurgia de implante. Cirurgia plástica e reconstrutiva maxilofacial. 2016 Dec;38:1-4.
5. Bhatt RA, Rozental TD. Substitutos de enxertos ósseos. Hand clinics. 2012 Nov 1;28(4):457-68.
6. Wang W, Yeung KW. Enxertos ósseos e substitutos de biomateriais para reparação de defeitos ósseos: A review. Materiais bioactivos. 2017 Dez 1;2(4):224-47
7. Kao ST, Scott DD. Uma revisão dos substitutos ósseos. Clínicas de cirurgia oral e maxilofacial da América do Norte. 2007 Nov 1;19(4):513-21
8. Misch CE, Dietsh F. Materiais de enxerto ósseo em implantologia dentária. Implantodontia. 1993 Oct 1;2(3):158-66.
9. Kolk A, Handschel J, Drescher W, Rothamel D, Kloss F, Blessmann M, Heiland M, Wolff KD, Smeets R. Tendências actuais e perspectivas futuras dos materiais de substituição óssea - desde os detentores de espaço até aos biomateriais inovadores. Jornal de Cirurgia Cranio-Maxilo-Facial. 2012 Dec 1;40(8):706-18.
10. Boyne PJ, Marx RE, Nevins M, Triplett G, Lazaro E, Lilly LC, Alder M, Nummikoski P. Um estudo de viabilidade que avalia a rhBMP-2/esponja de colagénio absorvível para o aumento do pavimento do seio maxilar. Revista internacional de periodontia e odontologia restauradora. 1997 Feb 1;17(1).

CAPÍTULO 6

COMPLICAÇÕES E SUA GESTÃO

1. PERFURAÇÃO

A perfuração da membrana sinusal é a complicação mais comum que surge durante os procedimentos de elevação do seio maxilar e ocorre em 10 a 60% dos procedimentos. Ocorre normalmente durante o desenvolvimento da janela óssea, mas também pode acontecer durante a elevação da membrana do seio ou a colocação do enxerto ósseo[1] . Na presença de septos ou bordos afiados no seio, existe uma grande probabilidade de perfuração[2] . As perfurações podem permitir a contaminação bacteriana do local do enxerto e a subsequente infeção cirúrgica. O material do enxerto também pode migrar para o seio maxilar, levando à perda do enxerto e sinusite. Com base no seu tamanho e extensão, foram propostas várias abordagens para gerir as perfurações da parede antral. Quando a perfuração é pequena e está localizada numa área onde a membrana se dobra, não há necessidade de tratamento específico, uma vez que a simples reflexão da membrana irá obliterar a perfuração[3] . Devido à pressão negativa na cavidade sinusal, as pequenas perfurações tendem a aumentar de tamanho. Nestes casos, podem ser seladas com um adesivo de fibrina[4] ou com uma sutura se a perfuração for acessível. A utilização de membranas de colagénio reabsorvíveis cobre as perfurações maiores[5] .

2. Rinossinusite crónica

Processo inflamatório da mucosa que envolve o nariz e os seios paranasais. Pode ser de origem viral, fúngica, bacteriana ou secundária a um episódio alérgico. Pode ser classificada como aguda quando tem uma duração inferior a 12 semanas com resolução completa dos sintomas, ou crónica com evolução superior a 12 semanas e resolução incompleta dos sintomas[6] . Pode surgir como resultado da contaminação do seio maxilar com bactérias da cavidade oral durante a cirurgia, devido ao bloqueio do óstio causado pelo enchimento excessivo do enxerto ou pelo inchaço da mucosa após a cirurgia, ou devido a uma redução do fluxo de ar secundária ao menor volume do seio, à diminuição da atividade da mucosa no seio maxilar devido a lacerações da mucosa, à protrusão de implantes no seio. O início da rinossinusite crónica tende a aparecer dentro de 3 meses após o procedimento sinusal, mas pode apresentar-se até 1 ano após a intervenção cirúrgica[7] . Pode ser controlada com antibióticos sistémicos em cursos únicos ou repetidos até a infeção desaparecer, utilização de duches nasais com soluções salinas, sprays de esteróides nasais e medicação anti-histamínica oral.

3. hemorragia

O suprimento sanguíneo do seio maxilar é fornecido pela artéria maxilar. Podem ser observadas várias anastomoses entre a artéria alveolar superior posterior e a artéria infra-orbital no interior da parede óssea lateral do seio. Existe um risco potencial de hemorragia durante os procedimentos de elevação do seio se alguma destas artérias for danificada durante a osteotomia da janela ou durante a reflexão da membrana Schneideriana e também quando o diâmetro da artéria sinusal for superior a 0,5 mm[8] . Se a hemorragia estiver presente superficialmente, sob os tecidos moles bucais, pode ser cuidadosamente descolada do osso e refletida com o retalho bucal sem danificá-lo. Quando for encontrada intraóssea, a recomendação é evitar seu trajeto modificando o tamanho e a posição da osteotomia da parede bucal, pois há um alto risco de perfuração do vaso com a osteotomia. Se for encontrada no interior do seio, ligada à membrana Schneideriana, é necessário destacar e refletir a artéria juntamente com a membrana do seio ou adaptar a janela vestibular a uma área diferente onde a artéria não esteja presente. Se a artéria sinusal for acidentalmente danificada durante a cirurgia, devem ser aplicadas imediatamente medidas hemostáticas.

4. enchimento excessivo (bloqueio do óstio)

O óstio sinusal comunica o seio maxilar com a cavidade nasal e está localizado na parede interna do seio numa posição apical. A sua função é manter a drenagem adequada das secreções mucosas do seio e permitir uma ventilação adequada. O seu bloqueio iatrogénico por preenchimento excessivo com enxertos ósseos durante a elevação do seio é uma complicação rara[9] . Esse bloqueio deve ser evitado, pois pode comprometer a fisiologia normal do seio e provocar o aparecimento de outras complicações, como a rinossinusite crônica.

2. Vertigem posicional paroxística benigna

Distúrbio otoneurológico altamente prevalente caracterizado por breves episódios de vertigem e náusea precipitados por uma rápida mudança na postura da cabeça. A sua etiologia pode ser idiopática, pós-traumática, pós-infecciosa ou devido a distúrbios vasculares. Os sintomas surgem 1 ou 2 dias após o procedimento e afectam a área contralateral ao lado operado. A patogénese deve-se ao descolamento dos otólitos durante a elevação do seio fechado, induzido pelo trauma cirúrgico causado pelos osteótomos e pelo martelo cirúrgico durante a maleação e condensação do osso.

3. Deslocação do implante

Pode ocorrer durante a cirurgia ou meses depois, durante a manipulação da prótese. Deve ser retirado mesmo na ausência de patologia ou sintomas clínicos, devido ao risco de infeção, sinusite ou posterior deslocação deste corpo estranho para estruturas anatómicas adjacentes, como a cavidade nasal, a órbita, os seios esfenoidal e etmoidal ou a fossa craniana[10] . Para evitar a ocorrência de migração do implante para o seio, realizar o leito do implante numa configuração em forma de cone e utilizar implantes cónicos com um diâmetro reduzido na porção apical, o que evitará a deslocação do implante para o seio.

4. Contaminação do local ou do material de enxerto

A introdução de bactérias patogénicas no local da cirurgia ou no material estéril do enxerto representa um risco de potenciais complicações pós-operatórias e de infecções pós-operatórias graves dos seios nasais. Devem ser seguidas técnicas cirúrgicas estéreis cuidadosas para evitar a contaminação dos instrumentos estéreis, do enxerto e do local da cirurgia por componentes não estéreis, tecidos extra-orais e saliva.

5. Traumatismo dos dentes adjacentes com perturbação da irrigação sanguínea apical

Após a extração do dente e a pneumatização do seio, o osso alveolar residual que rodeia os dentes remanescentes pode ser muito fino. Quando não há osso a rodear os ápices, pode haver uma incorporação dos vasos sanguíneos e nervos dos dentes envolvidos na membrana Schneideriana. A elevação do seio da janela lateral tem um risco potencial de danificar a vascularização dos dentes vizinhos. Quando presente num seio extremamente pneumatizado, se a elevação da membrana Schneideriana for realizada nos ápices dos dentes vizinhos, uma rutura da vascularização dos dentes vizinhos pode criar uma potencial complicação pós-operatória de necrose pulpar[11] .

6. Elevação incompleta da membrana sinusal

Uma elevação incompleta da membrana Schneideriana pode criar compartimentos anormais na nova anatomia do seio. Se a drenagem desses compartimentos for insuficiente, pode haver uma acumulação de fluido sinusal que pode infetar. As áreas mais comuns de elevação incompleta da membrana Schneideriana são as paredes anterior e medial do seio maxilar. Para evitar a elevação incompleta da membrana Schneideriana da parede anterior do seio, desenhe a janela lateral o mais próximo possível da parede anterior do seio para ter acesso direto para gerir e visualizar a membrana.

7. Traumatismo durante a retração

O trauma durante a retração do retalho pode ser uma complicação cirúrgica significativa quando se realiza uma técnica de janela lateral para o aumento do seio maxilar. O risco de trauma durante a retração é maior quando o procedimento é realizado na região molar, a janela está localizada superiormente à crista do rebordo, há dentes presentes mesialmente ao local da cirurgia, a maxila posterior é extremamente reabsorvida e o paciente apresenta abertura bucal reduzida. O trauma do retalho durante a retração pode induzir uma grande variedade de complicações pós-cirúrgicas, causando necrose do retalho, abertura da ferida, infeção da ferida ou infeção do enxerto ósseo. Além disso, o traumatismo do nervo infraorbitário tem gerado parestesia reversível ou, por vezes, irreversível[12] . Para reduzir a quantidade de traumatismo durante a retração, é necessário avaliar a abertura da boca do doente, de modo a conceber um retalho que não seja comprometido durante a terapia.

8. Perfurações do retalho

A perfuração do retalho é um problema cirúrgico que pode comprometer o sucesso do procedimento, em particular quando se utiliza uma técnica de janela lateral. O risco de dificuldades pós-cirúrgicas aumenta quando a laceração ou perfuração está localizada sobre a janela do seio. Se for identificada uma perfuração ou rasgadura do retalho, elevar e libertar o retalho ao longo dos limites da rasgadura ou perfuração para evitar a propagação da rasgadura ou perfuração e maiores danos no retalho. Se os bordos da laceração ou perfuração estiverem sobre osso vital, as margens da laceração ou perfuração podem ser revestidas com uma sutura reabsorvível. Se as margens da laceração ou perfuração estiverem localizadas sobre osso enxertado, dependendo do tamanho, as margens podem ser suturadas.

REFERÊNCIAS

1. Ardekian L, Oved-Peleg E, Mactei EE, Peled M. O significado clínico da perfuração da membrana sinusal durante o aumento do seio maxilar. J Oral Maxillofac Surg. 2006 Feb;64(2):277-82
2. van den Bergh JP, ten Bruggenkate CM, Disch FJ, Tuinzing DB. Aspectos anatómicos das elevações do pavimento sinusal. Clin Oral Implants Res. 2000 Jun;11(3):256-65.
3. Fugazzotto PA, Vlassis J. Um sistema simplificado de classificação e reparação de perfurações da membrana sinusal. J Periodontol. 2003 Oct;74(10):1534-41
4. Vlassis JM, Fugazzotto PA. Um sistema de classificação para perfurações da membrana sinusal durante procedimentos de aumento com opções de reparação. J Periodontol. 1999 Jun;70(6):692-9
5. Nolan PJ, Freeman K, Kraut RA. Correlação entre a perfuração da membrana Schneideriana e o resultado do enxerto de elevação do seio: uma avaliação retrospetiva de 359 seios aumentados. J Oral Maxillofac Surg. 2014 Jan;72(1):47-52
6. Fokkens WJ, Lund VJ, Mullol J, Bachert C, Alobid I, Baroody F, Cohen N, Cervin A, Douglas R, Gevaert P, Georgalas C, Goossens H, Harvey R, Hellings P, Hopkins C, Jones N, Joos G, Kalogjera L, Kern B, Kowalski M, Price D, Riechelmann H, Schlosser R, Senior B, Thomas M, Toskala E, Voegels R, Wang de Y, Wormald PJ. EPOS 2012: Documento de posição europeia sobre rinossinusite e pólipos nasais 2012. Um resumo para otorrinolaringologistas. Rhinology. 2012 Mar;50(1):1-12.
7. Jiam NT, Goldberg AN, Murr AH, Pletcher SD. Tratamento cirúrgico da rinossinusite crónica após sinus lift. Am J Rhinol Allergy. 2017 Jul 1;31(4):271-275
8. Ella B, Sédarat C, Noble Rda C, Normand E, Lauverjat Y, Siberchicot F, Caix P, Zwetyenga N. Conexões vasculares da parede lateral do seio: efeito cirúrgico no aumento do seio. Int J Oral Maxillofac Implants. 2008 Nov-Dez;23(6):1047-52
9. van den Bergh JP, ten Bruggenkate CM, Disch FJ, Tuinzing DB. Aspectos anatómicos das elevações do pavimento sinusal. Clin Oral Implants Res. 2000 Jun;11(3):256-65.

10. Andreasi Bassi M, Andrisani C, Lico S, Ormanier Z, Arcuri C. Recuperação endoscópica de um implante dentário no seio maxilar: relato de um caso. Oral Implantol (Roma). 2016 Nov 13;9(2):69-75
11. Mol van Otterloo JJ, Tuinzing DB, Greebe RB, van der Kwast WA. Complicações intra e pós-operatórias precoces da osteotomia Le Fort I. Um estudo retrospetivo de 410 casos. J Craniomaxillofac Surg. 1991 Jul;19(5):217-22.
12. Chanavaz M. Seio maxilar: anatomia, fisiologia, cirurgia e enxertos ósseos relacionados com a implantologia - onze anos de experiência cirúrgica (1979-1990). J Oral Implantol. 1990;16(3):199-209

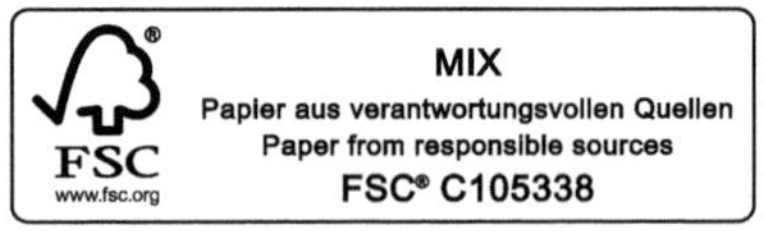

Printed by Books on Demand GmbH, Norderstedt / Germany